AF192159

©Sylvia B.2005
Coverbild ©Sylvia B.2009
www.sylvia-b.de

Ähnlichkeiten mit Personen sind rein zufällig
und nicht beabsichtigt.

Herstellung und Verlag:
Books on Demand GmbH, Norderstedt

ISBN 978-3837095753

**Bibliografische Information der Deutschen
Nationalbibliothek**
Die Deutsche Nationalbibliothek verzeichnet diese
Publikation in der Deutschen Nationalbibliografie;
detaillierte bibliografische Daten sind im Internet
über http://dnb.d-nb.de abrufbar.

Sylvia B.

menière desaster

der Feind in meinem Innenohr

bevor ich das buch zuschlage
muss ich es noch einmal lesen

aber bevor ich es lesen kann
muss ich es erst schreiben
damit habe ich begonnen
vor mehr als drei jahren und seitdem
liegt das manuskript
in meiner schreibtischschublade
wartet darauf von mir überarbeitet
wartet gelesen überlesen korrigiert zu werden
wartet geduldig darauf dass die zeit reif ist

um ein buch zuschlagen zu können
muss es gelesen werden
und manchmal sollte ein buch
geschrieben werden damit darin gelesen wird
bis es zugeschlagen werden kann
wenn die zeit reif ist

ich brauchte zeit
bis ich meinen menière beschreiben konnte
und ich musste zeit verstreichen lassen
bis ich meine texte überarbeiten konnte

das passt doch nicht
kommt jetzt vielleicht der einwand
doch das passt
das musste sogar so sein
ich handle hier anders
ich bin halt anders
ich bin ich wie ich bin

vielleicht
wird Ihnen meine art zu schreiben
auch anders vorkommen
das gibt sich
stellen Sie sich einfach vor
ich sitze Ihnen gegenüber
und plaudere einfach so drauf los

wenn Sie medizinische ratschläge erwarten
dann muss ich Sie enttäuschen
erwarten Sie eine verbitterte abrechnung
mit wem auch immer
da muss ich Sie auch enttäuschen
wenn Sie aber
texte die unter die haut gehen erwarten
dann möchte ich Sie nicht enttäuschen
wobei ich kein interesse an
schöngefärbten geschreibe habe
färbe ich schön oder
färbe ich hässlich

ich wünsche mir spannend zu färben
weil mir dieses buch wichtig ist
weil ich möchte dass dieses buch
nicht nur von betroffenen gelesen wird
weil ich selbst darin lesen möchte
bis ich es irgendwann zuschlagen kann

bist Du lieber freund selbst betroffen
oder jemand der Dir nahe steht
dann möchte ich Dir mut und hoffnung geben
und Dir schreiben wenn ich es geschafft habe
dann schaffst Du es auch

stell Dir vor
eins von den dreißig bierchen
war wohl schlecht
in Dir
der dringende wunsch
nach dem heimischen bettchen
und
einem lieben menschen
der Dir ein eimerchen an selbiges stellt
bevor
sich alles um Dich herum
allen physikalischen gesetzen zum trotz
um die eigene achse dreht
der magen rebellisch reagiert
und sich entlädt
und allles dreht sich weiter
und der magen will sich nicht beruhigen
und Du gelobst
nie wieder
und es hört nicht auf
und Du denkst
jetzt muss ich sterben
und Du weißt
daran stirbt man nicht
und irgendwann schläfst Du ein
vor erschöpfung
und gelobst am nächsten tag
beim nächsten mal
ist nach dem neunundzwanzigsten bier
schluss

ursache und wirkung

denke Dir nun
den alkohol weg
diese effekte
bei klarem verstand
einfach so
an beliebigen orten
zu beliebigen zeiten
und
völlig unmotiviert
quasi
als eine laune der natur

und es kommt aus dem nichts
und verschwindet im nichts
spurlos

einmal im leben
hin und wieder einmal
regelmäßig
in kurzen abständen
fast täglich

einfach so

verlierst Du den boden
unter den füßen
und bist genauso hilflos
wie die
die Dir nahe stehen
bist hilflos einer laune ausgeliefert

so wie ich es war
fast zwei jahrzehnte lang

aha
schon wieder
eine neue modekrankheit
höre ich die kritiker seufzen
die mode soll schon julius cäsar
getragen haben
und das mit sicherheit
nicht gerne
und vincent
der schon die richtung
aus dem das übel stammte erkannt hatte
und sich ein teil von seinem ohr abschnitt
was ihm nichts nutzte
das übel blieb
weil es tiefer saß

und jetzt kommt der einwand
waren da nicht noch alkoholeszesse
und diverse geschlechtskrankheiten
lasterhaftes leben kann schon
schwindelig machen
gibt es sinn
sich die cholera ins haus zu holen
wenn dort schon die pest wütet
spielt es eine rolle
welche geißel das ende bereitet

welche verzweiflung muss ein mensch
durchleiden bis er zu solcher maßnahme greift
und sich selbst verstümmelt

er hat briefe geschrieben
bestimmt auch darüber gesprochen

und mit sicherheit
den ein oder anderen ratschlag vernommen
sauf nicht so viel
treib dich nicht nachts
auf den straßen herum
bringe dein leben
in geordnete bahnen
dann besteht auch kein grund mehr
zum schwindel

hat vincent geschwindelt

ich weiß es nicht

aber
was ich weiß
hätte mir jemand
am ende
meiner zwei jahrzehnte gesagt
wir müssen
das ohr abschneiden
hätte ich gesagt

macht das
hauptsache

es hört auf

soviel zur mode

willst Du wurzeln ziehen
musst Du das kleine einmaleins
beherrschen

so richtig
konnte ich bis heute
nicht erfahren
ob diese krankheit vererbbar ist
die einen meinen ja
weil schon der großvater und der vater
die anderen meinen
dass es nicht so ist

wenn schon die ursache für meinen menière
in einer grauen wolke verborgen bleibt
gibt es sinn zumindest die gründe
für mein überleben
in der zeit vorher zu suchen
wobei wir nicht den heuhaufen
nach den nägeln für meine späteren
beziehungskisten durchforsten sollten
dafür ist hier kein platz
es sei mir allerdings gestattet
den ein oder anderen stachel
zu setzen
wenn es denn zum thema passt

aber um auf diese graue wolke
zurück zu kommen
dort verbirgt sich meine urgroßmutter
und ein wenig
ist es schon gelungen
dass ich mir etwas sicht verschaffe

und da ihr leben und ihr tod
mit meinem leben
und meinem überleben
wohl zu tun haben
gestatte ich mir
aus künstlerischer freiheit
sie an gegebener stelle
als meine innere stimme
wieder zum leben zu erwecken
und zu den legenden um vincent
möchte ich noch meine überlegungen winden

will ich jetzt beginnen mit
also mit vier jahren kam ich zum ballett
werden die hobbypsychologen
unter uns schon die augen rollen
und sich sagen
alles klar

in der tat sagt das
schon sehr viel aus
über die höhe der ansprüche
und der erwartungen
die an mich gestellt wurden
erziehung ist das eine
drill das andere

meine tugendhaftigkeit musste
über jeden zweifel erhaben sein
gab mir jemand die hand
hatte ich einen knicks zu machen
die haltung das benehmen bei tisch
wurden gedrillt
vorlautes verhalten wurde nicht geduldet

wenn erwachsene sich unterhielten
durfte ich nicht stören
höflichkeit war pflicht
fehlverhalten wurde geahndet

mein umfeld war begeistert
und honorierte die dressurakte
entsprechend

es wurde ganze arbeit geleistet
und das ließ man sich auch etwas kosten

was hat der drill gebracht
außer
dass ich mich in gesellschaft
bewegen kann
dass ich
egal was um mich herum geschieht
immer haltung bewahre
dass ich mich dabei ein stück weit
verloren habe
nun
ich bringe menschen zum lachen
wenn ich ihnen
die sache mit dem knicks
erklären muss
wobei
ich wurde als kind bestimmt geliebt
aber
nicht meiner selbst wegen und
nur dann geliebt zu werden
wenn ich so war
wie die liebenden es gerne hätten
wenn ich dem bild entsprach

das sich die liebenden gemacht haben
damit wurde mir
im nachhinein betrachtet
kein gefallen getan

liebe
lässt sich nicht
erarbeiten
erkaufen
erbetteln
erdienen

auf eine ganz egoistische art
wurde ich geliebt
als kind
und auch später

und ich denke
dass ich ein stück weit
diese form der liebe
auch für mich
und mein handeln
übernommen habe

so kann durchaus
ein opfer zum täter werden
wobei ich weder das eine
noch das andere
sein wollte
und sein will

das alles kann durchaus
als prägender bestandteil meiner erziehung
gesehen werden

es sind
so denke ich
strukturen von mir gelebt worden
ich habe darin gelebt
sie übernommen
sie als normalität angesehen
die
mit abstand und geklärtem blick
also aus der sicht von heute
durchaus als
falsche
nicht dienliche
strukturen angesehen werden können

und doch bin ich der meinung
dass diese strukturen tatsächlich
nur dem zwecke dienten
das überleben mit dem menière
für mich
möglich zu machen

wie dem auch sei irgendwann
im anschluss an meine kindheit
begegnete ich meiner großen liebe
was sie wirklich für mich war
und wie es schien
war sie das auch für ihn

ein stück des weges
sind wir gemeinsam gegangen
meine große liebe und ich
haben tiefe gefühle geteilt

haben zukunft geplant
haben uns geliebt

es war also
ein kind der liebe
was ihn erkennen ließ
dass die zeit nicht reif war
um verantwortung zu tragen
ich denke schon
dass ich um den verlust
dieser liebe getrauert habe
wenn es die zeit zuließ
und wenn ich für mich alleine war

das leben musste weitergehen
und ich wusste nicht so richtig
wie

dann bin ich dem mann begegnet
mit dem ich später
die ringe tauschte
er war keine große liebe für mich
noch nicht einmal
eine kleine war es für mich
eine sachliche romanze
war er
ein hoffnungsträger
der versorger den ich brauchte
der notnagel für meine beziehungskiste
er passte zu meinen strukturen
er war für mich da
er hörte mir zu
auch wenn ich
von den gelehrten sprach

die sich ganz professionell
mit der seele der menschen
beschäftigt haben
mit den irrungen im menschlichen sein
von dem pförtner der wacht
und wie sich die traumen der kindheit
im tun des erwachsenen niederschlagen
er war geschickt
und ich
habe es ihm sehr einfach gemacht
sich mein vertrauen zu erschleichen

merkwürdig dass ich selbst das gefühl hatte
seine maske fallen zu sehen
von dem moment an als ich seinen ring trug
wie dem auch sei
dieses buch soll meinen menière beschreiben
und ich sollte jetzt damit beginnen

wissen ist manchmal ohnmacht
nicht macht

da hatte ich also irgendwann
einen ring am finger
einen platz im kindergarten
für meine erstgeborene
im bauch meine jüngste zappeln
ich hatte wie man so schön sagt
alles in trockenen tüchern
materiell genug versorgt
um für die nächste zeit
berufsmutter zu sein

und es wurde
ein äugelchen gemacht
auf ein häuschen im grünen
um meine gartenzwergidylle
vollkommen zu gestalten

und es war ein ganz
normaler tag
wie die schwangerschaft
die auch
ganz normal verlief
mehr als normal
denn zu keiner zeit
war mir übel
vom ersten tag an
sah ich unverschämt gut aus
die schwangerschaft bekam mir
wie man so sagt

es war
ein ganz normaler tag

an dem mir dann doch

irgendwie

komisch wurde

nichts halbes
nichts ganzes

vom mittag
bis zum abend

dann musste ich mich hinlegen
ein dumpfes dröhnen im kopf
begleitete den weg in den
strudel als hätte mich
die schwerkraft in das
bett hinein gedrückt
und ich drehe mich
immer schneller
und   schneller
und schneller
bin im sog
werde   in
die   tiefe
gerissen
atme
viel
zu
schnell
und zu
flach
und
es dröhnt

der eimer

ich

brauche

einen

eimer

nur kurz die augen öffnen
das zimmer fliegt weg
ich muss tasten
rechte hand rechte bettkante
da ist der eimer
den körper ziehe ich nach
ich habe es geschafft
den weg zum eimer
den ich festhalte
um wenigstens
etwas halt zu haben
mich an irgendetwas
festzuhalten
da ist eine hand
auf meiner stirn
eine stimme
durch das dröhnen in meinem kopf
höre ich eine stimme
meine nachbarin ist bei mir
was sagt sie
sie spricht zu mir und sagt später
dass sie mich förmlich angeschrien habe
weil ich nicht hören wollte
du hyperventilierst
atme gleichmäßig
atme langsam ein
und langsam aus
beruhige dich
aber ich kann nicht aufhören
das würgen
das brechen
wo es nichts mehr
zu brechen gibt
es hört nicht auf

mein gott
ich kotze mein kind aus
nur das nicht
ich habe nichts falsches gegessen
es geht vom kopf aus
ich darf mich nicht gehen lassen
disziplin
absolute disziplin
ruhig atmen
atme ruhig

ich werde hochgehoben
habe eine tüte
in die ich würge
werde in ein auto getragen
lande in der notaufnahme
würge immer noch
bekomme etwas gespritzt
irgendwann lässt der schwindel nach
das würgen hört auf
ich bin total erschöpft
will nur noch schlafen
dem kind geht es gut
was sitzt
das sitzt
und ich höre schwach
was hat sie denn

sie ist schwanger
da kann
das
schon einmal
passieren

es passierte nicht mehr
in der schwangerschaft

ich wollte mir
auch keinen kopf
darüber machen
das häuschen war gefunden
so nebenbei habe ich kisten gepackt
und weil ich kein weichei bin
sollte es eine hausgeburt werden
alles war organisiert
als die wehen einsetzten
zwei wochen zu früh
und die hebamme meinte
bei einem solchen schneesturm
kommt sie nicht raus
mein arzt sagte dann
ich solle es ambulant machen lassen
er würde mich schon versorgen
das frühchen brauchte gut
zwanzig stunden
bis es
leicht übertragen
ich habe es nicht so mit dem rechnen
zur welt kam
ich bin dann auch gleich nach hause
ich war ja nicht krank
ich mag keine hospitäler

was hat das
mit menière zu tun
eigentlich nichts

ich schreibe das auch nur
weil ich irgendwann

später
viel später
zu spät
etwas über den mandelkern
gelesen habe
über emotionale intelligenz
emphatiefähigkeit
die schmerzen beim gebären
sind gewaltig
mit einem menière anfall
überhaupt nicht zu vergleichen

aber das verhalten
derer die nahe stehen durchaus
und der
der das gegenstück zu
meinem ring trug
war anwesend
als sein kind zur welt kam

viel zu spät
habe ich gelesen
erfahren dass es menschen gibt
mit einem defekt am mandelkern

einen hauch von mitleid
hätte ich mir damals
schon von ihm gewünscht
und bestimmt
später
auch

meine jüngste war vier wochen alt
als der umzug stattfand
wenn man jung ist
geht die arbeit flotter von der hand
trotzdem wurde mir bewusst
so zwischendurch
dass sich einige leute schon
einen kopf darüber gemacht haben
den mutterschutz einzuführen
den ich durch diese planung
für mich selbst
ausgehebelt habe

wie dem auch sei
ich wäre nicht ich
wenn es mir nicht gelungen wäre
in relativ kurzer zeit
aus der neuen behausung
und dem großen garten
der sich darum befand
ein richtiges schmuckstück
zu machen
ein hund durfte natürlich
nicht fehlen
der musste auch noch
erzogen werden
ich hatte zeit
und
wenn man jung ist
zieht man phasen der erschöpfung
einfach mit den schuhen aus

oder eben nicht

immerhin
verging fast ein jahr
bis mir
einfach so
wieder irgendwie komisch wurde
es wird wohl daran gelegen haben
dass ich mir vom hausschlachter um die ecke
ein halbes schwein für die truhe
habe aufschwatzen lassen
so stand der kübel
obenauf ein halber kopf und schwänzchen
auf der anrichte in der küche
als ich verkündigte
dass ich mir einen eimer schnappe
und mich hinlegen würde
diesmal ging es ohne notaufnahme
aber wieder
unter anteilnahme der nachbarschaft
na gibt es heute lecker braten
ne mama kotzt
bekommst du ein geschwisterchen
wieso ich habe doch eins

bist du schwanger
ich hatte eine art muskelkater
in zwergfell und magen
trotzdem
war ich wie ausgehungert
und habe gierig ein stück käse
in mich hineingeschlungen
am morgen danach
ich bin nicht schwanger

woher willst du das wissen
warst du beim arzt
ich bin nicht schwanger
du glaubst dass du nicht schwanger bist
glauben ist nicht wissen
gehe montag zum arzt

das wochenende habe ich dann
mit dem portionieren und eintüten
von fleischstücken verbracht
der hund stand mir zur seite
und bekam durchfall
dann wird es wohl doch
am halben schwein gelegen haben

der b test verlief negativ
was positiv aufgenommen wurde
meine überweisung zum neurologen
wurde entsprechend zur kenntnis genommen
du weißt
dass alle psychater selbst eine macke haben
und dass das der grund ist
warum sie nichts vernünftiges studieren

er glaubte das zu wissen

ich gehe zum neurologen

das ist das gleiche

und wenn es dasselbe ist
wäre es mir auch egal
es geht vom kopf aus

und da gehst du genau
zu dem richtigen fachbereich
der wird dir schon
die richtige psychose aufschwatzen
auf jeden fall habe ich keine lust
mein leben mit einer ärztlich bescheinigten
bekloppten zu verbringen
und wenn du einmal in diesen mühlen
drin steckst
kommst du nie wieder heraus
es sitzen leute in geschlossenen anstalten
nur weil sie einmal im falschen moment
beim falschen arzt waren
aber mache was du willst
komme mir aber nicht nachher an
und heule mir die ohren voll
und in der klapse
besuche ich dich auch nicht

sollten wir an dieser stelle beginnen
meinen viel später verblichenen
mandel zu nennen
wegen des defektes
am schon erwähnten mandelkern

auf jeden fall war es
ein netter arzt
in einer modernen praxis
die über neueste technik verfügte
und ich konnte glauben
was er sagte
dass mit meinem oberstübchen
alles in ordnung war
kein tumor der wucherte

keine durchblutungsstörungen
kerngesund
vielleicht ein wenig überfordert
mit meiner lebenssituation
aber da sprach nicht der arzt
sondern der mensch
und
vielleicht den kollegen ohrenarzt
und den kollegen orthopäde
aufsuchen
auf jeden fall
das ganze weiter beobachten
gerade menschen
die immer alles richtig machen wollen
neigen dazu
sich selbst zu übernehmen
dann zieht der körper
irgendwann die notbremse und reagiert
da kann das schon einmal passieren

irgendwann habe ich danach
einen hörtest gemacht
linke seite hatte nachgelassen
das kann durchaus
auch schon einmal passieren

in der folgenden zeit
habe ich ein kleines grüppchen frauen
um mich gescharrt
und wir haben uns einmal
in der woche getroffen
um mein gymnastikprogramm
für ein stündchen durch zu ziehen
das tat mir gut und den frauen auch

merkwürdig
genau diese eine stunde
einmal in der woche
ist das
was über all die jahre
bestand hatte
was mir heute noch
wichtig ist
was mir wichtig bleiben wird
aber das nur am rande

im grunde genommen
hatte ich glück im unglück
die anfälle kündigten sich an
ich hatte zeit
vorbereitungen zu treffen
einmal im jahr
naja vielleicht zweimal im jahr
wurde mir alles zuviel

und
ich fand auch mein leben
manchmal zum kotzen
ich war nicht glücklich
noch nicht einmal zufrieden
das kann ich jetzt so schreiben
obwohl mich alle beneideten
um mein leben
das in so geordneten bahnen verlief
scheinbar
unzufrieden drein zu schauen
wäre mir hochmütig erschienen

und das wollte ich nicht sein
aber hinter den schönsten gardinen
werden oft die bittersten tränen geweint

organisch war alles in ordnung
im kernspin wurde auch nichts
festgestellt

als ich dann wieder
völlig erschöpft
meinen eimer umarmte
habe ich beschlossen
tatsächlich
mehr konsequenz
in sachen lebensgestaltung
an den tag zu legen

als erstes
habe ich mir das rauchen abgewöhnt
die ursache allen übels
gesoffen habe ich eh nicht
in diese richtung
brauchte ich also nicht zu forschen

dann wurde sich nur noch
gesund ernährt
jeden tag ging es mit fahrad
oder im flotten lauf
über die feldwege
ich bin vom fach
ich weiß
wie ein körper sich aufbauen lässt

aber auch der geist
sollte nicht zu kurz kommen
stressbewältigungsliteratur
wurde angeschafft
gelesen und umgesetzt
ich war auf dem besten weg
zur vollkommenheit

haus und gartenarbeit
lässt sich durchtrainiert
mit links erledigen
und was soll ich sagen
es ging mir blendend
ich sah gesund und frisch aus
und wurde auch noch
um meine figur beneidet
ein prima gefühl
wie es so schön heißt
mitleid bekommst Du geschenkt
neid musst Du dir erarbeiten
pah
und ich habe fleißig gearbeitet

fast ein jahr

es war nicht der längste anfall
aber einer der schlimmste
und es gab keinen
der mich darum beneidete

mit meinem mageninhalt
habe ich meine disziplin
die gesunde lebensführung
und die hoffnung dieses übel

in den griff zu bekommen
in den eimer entleert

panik und angst
hilflosigkeit
todessehnsucht
da lag nicht mehr ich
sondern nur noch ein haufen elend
hyperventilierend
abdankend

der notarzt war da
gab mir eine spritze
und ich war plötzlich
im schwarzen nichts

ich wollte also
etwas in den griff bekommen
was mich
fest im griff hatte
und was ich nicht haben wollte
also
musste ich es loslassen
aber wie

meine medizinischen fachbücher
aus alten tagen
lagen vor mir
auf dem küchentisch
und die erste zigarette
die ich mir nach einem jahr
wieder genehmigen wollte

macht es sinn
sich die cholera ins haus zu holen
wenn dort schon die pest wütet

ehrlich gesagt
es war mir egal

so sog ich den rauch ein
und beobachtete
was mit mir geschah
mir wurde komisch
und
schwindelig
aber anders
ganz anders

und beim studium der lektüren
wurde ich fündig
es lässt sich auch ein stück weit
eingrenzen
und von den symtomen
blieb nur
morbus menière
übrig

das war eine überlegung wert
ich sollte mir
einen ohrenarzt suchen
und diese angelegenheit
mit ihm besprechen

das gab sinn

denn so
konnte es nicht weiter gehen
das durfte nicht noch einmal
passieren

es gestaltete sich etwas schwierig
relativ zeitnah einen termin
bei der wohnortnahen ohrtechnischen
koryphäe zu ergattern
sicherheitshalber hatte ich mir den vormittag
schon freigehalten und die kinder
entsprechend untergebracht
was sich auch
als weise entscheidung herausstellte
ich warte gerne
wenn es denn der sache dient
aber auf mich haben wartezimmer
eine etwas ermüdende wirkung
so war ich froh
als ich endlich aufgerufen wurde

der hörtest hatte bestätigt
linke seite schien nachzulassen
aber nichts bedrohliches

wo ich denn ein problem sehe
mutig trug ich meine beschwerden
und auch meine überlegung dazu vor

was dann kam hat meine kühnsten
vorstellungen bei weitem übertroffen

was mir entgegenflog
war gepaart mit akademischen hochmut
der gerne entsteht
wenn mit summa cum laude promovierte
den ganzen tag
hypochondern ausgesetzt sind
die sich dann auch noch
als eindeutig erkannte simulanten
erdreisten
eine eigene theorie
zur feststehenden diagnose
zu stellen

erschwerend will sagen lästig
wird es dann
wenn eine spezielle spezies
vom typ junge frau
die durch ehe
und erfüllung des erziehungsauftrages
komplett überfordert
keine gelegenheit auslässt
sich in selbstgemachten stresssituationen
in irgendwelche krankheiten zu flüchten
um sich dadurch
auf problematische art und weise
interessant zu machen
und
menière hahaha
sie haben doch keinen menière hahaha
und ich habe keine zeit
meine patienten warten
gewöhnen sie sich das rauchen ab
und machen sie sich keinen stress
wo es keinen stress gibt

es hat sehr lange gedauert
bis ich diese
geballte ladung inkompetenz
verarbeitet hatte
geholfen hat sie mir nicht
weitergebracht auch nicht
aber
in der zeit die folgte
bin ich mir selbst
ein guter gesprächspartner geworden

weil ich immer
für mich zeit habe
weil ich mir
auch jetzt und heute
zeit für mich nehme
so habe ich vorhin
mit mir
und einer katze auf meinem schoß
vor dem warmen ofen gesessen
durch die scheiben in die glut gesehen
mit mir die ereignisse besprochen
die ich folgend schildern werde
und mir die frage gestellt
hattest du damals eigentlich
noch alle schweine im rennen
und wenn ja
wo liefen die bitteschön hin

weihnachten stand vor der tür
und ich
wollte es nicht hereinlassen

meine
nicht blutsverwandten
hatten sich eingeladen
wollten
wie es so nett hieß
auf familie machen
weil bei uns
am meisten platz war
ein schelm
der böses dabei denkt

ich ließ mich also wieder
in die pflicht nehmen
nahm mir aber vor
das ganze auch
als pflichtveranstaltung zu betrachten
das schaffte mir die nötige distanz
die ich auch brauchte
um die zu erwartenden sticheleien
ich habe damit auf erfahrungswerte
zurück gegriffen
nicht auf die persönliche ebene
kommen zu lassen
dummerweise
wurden die kinder krank
nichts ernstes
aber wie das nun einmal so ist
fieberten sie etwas
husteten schnupften
waren quengelig
wie kinder so sind
wenn sie krank werden
ich hätte besser absagen sollen
das wäre der gesündere weg gewesen

stattdessen
habe ich den knopf gedrückt
der meinen
selbstzerstörungsmechanismus
auslöste

es war alles vorbereitet
die butze war propper
die gästebetten gerichtet
für gutes essen war gesorgt
entsprechend aufgedeckt
und geschmückt
es hätte keinen grund
zur beanstandung geben können
schließlich war weihnachten
und die kinder waren krank
ich war müde und vielleicht
nicht ganz so gesprächig und aufmerksam
wie die gäste es erwartet hätten
so wurde dann bei tisch gefragt
was denn mit mir los sei

meine schnelle antwort
hätte sein müssen
ich glaube ich bin auch erkältet

stattdessen überlegte ich
ob ich darüber reden sollte
was mich bedrückt
mandel kam mir aber zuvor
sie bildet sich ein
dass sie an einer seltenen
krankheit leidet

und woher hat sie ihre bildung

aus ihren medizinbüchern

hat sie denn einen arzt dazu befragt

sie war schon beim psychiater

und was hat der gesagt

der hat sie ausgelacht

was ist das denn
für eine seltsame krankheit

sie schwindelt

meine gäste waren erheitert

adrenalin
kampf oder flucht
ich räume den tisch ab
und hole den nachtisch

bei vierzig zigaretten
und fünf liter kaffee am tag
ist das auch kein wunder
andere frauen müssen
noch mitarbeiten
oder erziehen alleine
wie machen die das denn
die kommen gar nicht erst
auf den gedanken krank zu werden
ich habe neulich einen bericht gelesen

über magersüchtige frauen
die stecken sich selbst
einen finger in den hals
weil sie meinen
dass sie nicht schlank genug sind

ein kampf
hätte einen machtkampf
bedeutet
und ein kampf an zu vielen fronten
flucht
wohin
an weihnachten mit zwei kranken kindern
heute ärgere ich mich
über das was ich gelassen habe
was ich unterlassen habe
über die vielen dinge
die ich hätte tun sollen
statt sie zu lassen

es bekommt mir nicht
in dieser art
über vergangenes zu sinnieren
ich bin unter anderem in der lage
ein weißes blatt papier
mit schriftzeichen zu versehen
punkt
mein verhalten in der
geschilderten angelegenheit
lässt die vermutung zu
dass schweigen gold sein könnte
diese vermutung ist falsch

ich unterstelle
und ich denke
damit könnte ich richtig liegen
das der iq meiner damaligen
tischnachbarn
so knapp unter raumthemperatur lag
stimmt

aus heutiger sicht
würde ich spontan fragen
wie kommt ihr auf das schmale brett
und denkt genau über die antwort nach
denn ihr wisst
ich brauche gegner
keine opfer

die heutige sicht ist natürlich
nicht die damalige
ich habe autoaggressiv reagiert
habe allerdings nicht damit gerechnet
dass ich dazu
in einer solchen konsequenz
fähig bin

ich sehe die dummen gesichter
noch vor mir
weiß noch
dass meine jüngste unzufrieden
auf meinem schoß gesessen hat
und dass ich zu mir selber sagte
ich kann es nicht mehr hören
ich kann es mir nicht mehr anhören
und dann
wie durch ein wunder

hörte ich auch
nichts mehr
noch nicht einmal mehr
meine eigene stimme
ich muss es laut gesagt haben
ich höre nichts mehr
ich sah in dumme gesichter
die scheinbar
dummes zeug zu mir sprachen
aber ich hörte nicht mehr
nur noch töne
helle und dunkle
pochend pfeifend
das störte mich aber nicht
in mir war ruhe
und frieden
denn ich brauchte mir
das alles nicht mehr anzuhören
und es hat
noch nicht einmal weh getan

in den nächsten tagen
kam das hörvermögen
auf der rechten seite zurück
verschwand
kam wieder
ich möchte das mit dem begriff
weitere ereignisse bezeichnen

irgendwann
zu beginn des neuen jahres
habe ich dann einen
anderen
ohrenarzt aufgesucht

der mich erstaunt ansah
ich sei zu jung
für einen hörsturz
zu jung
um mein gehör zu verlieren
ich hätte doch merken müssen
dass da etwas nicht stimmt
warum ich jetzt erst
damit ankomme
wo es zu spät ist um noch
irgendetwas richten zu können

das
was ich links noch wahrnahm
konnte ich nicht verstehen
rechts hatte leicht gelitten
von meinen drehschwindelanfällen
habe ich ihm nichts erzählt
auch nicht davon
dass ich nichts mehr
hören wollte

ich hatte überhaupt
den entschluss gefasst
über solche angelegenheiten
nicht mehr
zu sprechen

auch nicht über den tinitus
den ich als das geringste
meiner übel ansehe

der hat mich übrigens
in der weiteren zeit gewarnt

wenn sich etwas
androhte
das macht er bis heute
er ist wie eine sirene
die ertönt wenn mein körper
alarm gibt
und diese sirene
überhöre ich nicht mehr
und das ist gut so

alles was ich sage kann
bei passender gelegenheit
gegen mich verwendet werden
nein
es muss richtig heißen
alles was ich sagte wurde bei gelegenheit
passend verdreht und
gegen mich verwendet
warum war das so

es gibt keine zufälle
alles hat einen tiefen sinn
auch wenn es schwerfällt
und jetzt die frage
die zwangsläufig gestellt
werden muss
wie konnte eine
so unheilvolle allianz
wie die zwischen mandel und mir
über einen solch langen zeitraum
immerhin auch zwanzig jahre
anhalten

es würde dem besseren
verständnis dienen
wenn ich mein wissen
von heute an dieser stelle
einfließen lasse
die wahrheit kommt
in der tat
immer ans licht
wenn auch manchmal
zu spät um noch einfluss zu nehmen

wissen ist manchmal ohnmacht
unwissenheit ist es in jedem fall
und ein wissen
zur rechten zeit
hätte mir die macht gegeben
nicht nur eine schlacht
für mich zu entscheiden
es hätte den krieg zwischen uns
beendet

mandel hatte experimentiert

wie mir jemand der es wusste
vor kurzem so nett sagte
experimentiert mit dingen
von denen man besser die finger
lassen sollte
das hatte er schon vor meiner zeit getan
was er geschickt verborgen hat
wie so vieles
ein ritual aus alten zeiten
gepresste fremdländische harze
in friedenspfeifen rauchen

blieb mir in der zeit mit mandel
nicht verborgen
so könnte es stinken
wenn kameldung verbrennt
ich kann und konnte
dem nichts abgewinnen
aber ich hatte ja auch keine ahnung
schließlich diente das ganze
der bewusstseinserweiterung
die jemand scheinbar benötigt
wenn dieser mandelkern
als spezialist für emotionen
beschädigt ist
ich unterstelle
in diesem falle war der defekt vererbt

der
der es wusste
weil er ihn kannte
weil er so etwas
wie ein beichtvater für mandel war
lachte über meinen friedenspfeifenbeitrag
mandel hatte experimentiert
mit naturprodukten
mit chemischen substanzen
durch die lunge die nase den magen
die ganze palette
die ganze bandbreite
experimentieren
wohl zuerst als plamäßig
veranstaltete beobachtungen im selbstversuch
später
als gewagte unternehmungen zu verstehen

schließlich
hatte mandel stress
die karriere machte sich nicht mit links
und das weiße pulver in der nase
verursacht dauerschniefen
das schadet der karriere
wenn jemand ständig schnupfen hat
und geraucht knallt es einfach besser
und wirkt sofort
und stinkt wie verbranntes katzenpipi
das hätte ich doch riechen müssen
verbrennender kameldung
riecht doch ganz anders
das hätte ich wissen müssen
auch wenn er sich die grippe nahm
weil er aus kostengründen
zu pillen greifen musste
um sich den teufel mit beelzebub
auszutreiben und ich
mandel wadenwickel machte
weil ich dachte dass er fiebert von der grippe

das hätte ich wissen müssen
so gab es zwei geißeln
in meinem leben
mandel und
menière
und beide
spielten ihr grausames spiel
mit mir
zwei jahrzehnte lang
jeder auf seine art
und doch hatten beide
eine gemeinsame zeit

in der ich
an zwei fronten
um mein überleben kämpfte
mal mehr
mal weniger

subjektiv betrachtet
hätte eine veränderung
meiner lebenssituation
nur bedingt frieden geschaffen
das problem der menschen
die immer alles richtig machen wollen
ist meist
dass sie gerade aus dieser
motivation heraus
vieles falsch machen

der feind des guten
ist eben
das beste

nun hätte es ja eigentlich gereicht
dass ich ein typischer
hörsturzkandidat war
vielleicht sogar noch bin

ein freund sagte mir
viel später
dass ich mir den menière
als krankheit selbst gesucht habe
oder besser
dass diese krankheit zu mir passt
wie keine andere

weil ich
nie aus dem gleichgewicht
geraten will
immer festen boden
unter meinen füßen brauche
mit beiden beinen
fest im leben stehen
und auf gar keinen fall
egal in welcher situation
die haltung verlieren will

mag sein
dem ersten hörsturz
und später auch dem zweiten
ging jedenfalls kein menière anfall
voraus oder folgte zeitnah
es gibt tatsächlich krankheiten
die nicht
psychosomatisch erklärbar sind
ob sie zum menschen passen
oder nicht

es war eine andere zeit als heute
und so
kam ich irgendwann
ans arbeiten
wie die jungfrau zum kind
wenn ich das jetzt so betrachte

es war nur auf zeit
aber
es hat spaß gemacht

ich hatte mit menschen zu tun
war kreativ
und auch erfolgreich
in meinem kleinen rahmen

es tat mir gut
irgendwie war ich wer
wie mich fremde spüren ließen
so arbeitete ich hart
war zuverlässig
war fleißig
auch noch zuhause
aber es tat mir gut

an dem abend hatte ich
noch einen termin gesetzt
es kam mir irgendwann
in den sinn
als ich über meinem eimer hing
ich glaube das schlimmste war
das ständige würgen
es war schwierig
dazwischen noch einen atemrhythmus
einzuhalten
sich soweit zu disziplinieren
um nicht der panik raum zu lassen
und dann dachte ich an diesen termin
daran
dass die leute auf mich warten
vielleicht denken
es sei etwas passiert
oder schlimmer
dass auf mich kein verlass ist
dass ich unzuverlässig bin

ich konnte auch nicht verlässlich sein
ich habe noch nicht einmal
absagen können
weil alles diesmal so schnell ging
oder ich
die warnsignale überhört habe
das wird es gewesen sein
und ich konnte nicht aufstehen
und anrufen
das telefon stand im erdgeschoss
ich konnte noch nicht einmal sprechen
nicht einmal mandel rufen
ich konnte mir nur
die seele aus dem leib würgen
hilflos
unzuverlässig nicht verlässlich
ich werde morgen alle anrufen
und sagen
ich sei aus den latschen gekippt
das darf keiner erfahren
dass ich manchmal
unzuverlässig sein kann

und dann

legte sich
die kalte angst
wie ein schweres tuch
auf mich
und ich habe um mich
weinen müssen

natürlich haben sich alle
sorgen um mich gemacht
und es wurde angerufen
und mandel hatte erklärt
dass es mir nicht gut gehe
und ich im bett liege

umso erstaunter war ein kollege darüber
dass ich am nächsten morgen
blass und mit verqollenen augen
in meinem büro aufschlug
mandel wird wohl
einen spruch losgelassen haben
dass ich mich übernommen hätte
oder so

auf jeden fall
klappte die arbeit immer besser
die projekte drohten
ein voller erfolg zu werden

die erste kleine maßnahme
sollte eine art generalprobe darstellen

alles war vorbereitet
sogar das wetter spielte mit

fröhlich stand die gruppe beisammen
dann sagte jemand zu mir
du bist ja ganz blass
mir war auch komisch
ich bin in einen waschraum
und habe mich übergeben
und sagte mir es ist anders

und der angstschweiß
brach aus allen poren
reiß dich zusammen
das ist kein anfall
dir ist einfach
nur schlecht
weil du
aufgeregt bist
mache dich nicht selbst verrückt
es ist anders
höre auf zu würgen
das ist kein anfall
reiß dich zusammen
irgendetwas hast du konditioniert
lasse es nicht zu
beruhige dich
ich habe dann draußen
auf einer bank gesessen
mich auf meine atmung konzentriert
und darauf
nicht losheulen zu müssen
und irgendjemand meinte
mädel sei doch nicht
so aufgeregt
das wird schon klappen
nimm dir doch nicht alles
so zu herzen
ich nehme mir doch alles
so zu ohren
das habe ich aber nicht gesagt
auch nicht
das ich ein ängstlicher mensch
geworden bin
das hätte mir eh keiner geglaubt

wo doch meine projekte
ein voller erfolg wurden

seit wann tragen Sie
denn eine brille

seitdem ich schlecht höre

mein projektleiter zog
eine augenbraue hoch
das war kein gutes zeichen
es wurde zeit
dass ich mich oute
also erklärte ich ihm
meine neueste errungenschaft
sozusagen
der rolls royce
unter den hörgeräten
empfänger linke seite im brillengestell
mit kupferkabel
um die entspiegelten fenstergläser
nach rechts geleitet
da saß der eigentliche verstärker
kabellos zur kleinen fernbedienung
wo ich die verschiedensten
situationen der sozialen bereiche
problemlos steuern konnte
party bahnhof fernsehen
ein zusätzlicher aspekt war der
dass mich die brille intelligenter
aussehen ließ
pah

er war schwer beeindruckt
ich auch

nun konnte ich meine umgebung
wieder normal verstehen
außer beim sport
da störte mich die brille
und bei der gartenarbeit
eigentlich hätte ich damit
auch telefonieren können
aber irgendwie
gab es dauernd irgendwelche
rückkopplungen
das pfeifen hörte nur ich
meine zuckungen und der griff
zum ohr
bemerkten andere auch
und schon waren wieder
alle blicke auf mich gerichtet
zudem hatte ich
und ich wusste noch nicht einmal
wann und wodurch
die fähigkeit verloren
die richtung
aus der geräusche kommen
einzuordnen
das machte und macht
mich manchmal
etwas orientierungslos
sozusagen
war ich mit brille
verstärkt durcheinander
und als mich dann irgendwann
völlig unmotiviert

die batterien im stich ließen
habe ich mir selber
den gefallen getan
und meinen alltag
wieder ohne hörgerät gestaltet
wenn ich dann irgendetwas
nicht mitbekam
tja mit brille wäre das nicht passiert
kann man so sagen

beruflich
stand ich in einer warteschleife
es sollte etwas neues kommen
und ich habe mich darauf gefreut
wieder auf zeit
egal
materiell ging es mir nicht schlecht
eigentlich
brauchte ich nicht mitzuarbeiten
das klingt seltsam
es war aber so

fremdwahrnehmung
ich sei der typ einer karrierefrau
sagte in dieser zeit jemand über mich

selbstwahrnehmung
ich war wer
konnte durchatmen
brauchte den erfolg

nein
brauchte die anerkennung
für meine leistung
wie die luft zum atmen

ich war also in einer warteschleife
und nutze die zeit
mit so profanen dingen
wie in irgendwelchen ecken
ordnung zu schaffen

die kiste auf dem dachboden
war seid dem umzug vergessen
und der versuchung
in alten erinnerungen zu kramen
konnte ich nicht widerstehen

mit einem paar schuhe
in den händen
bin ich das schlafzimmer gegangen
habe mich auf die bettkannte gesetzt
und sie lächelnd betrachtet
natürlich passten sie noch
den fuss in die form
aber
sie passte nicht zur hochgekrempelten jeans
irgendwie sagte mir mein spiegelbild
dass es lächerlich aussieht
kann ich es noch
auf der spitze stehen
mich größer machen als ich bin
über mich hinauswachsen
und dabei

den halt nicht verlieren
den halt in mir selbst zu finden
ich konnte es tatsächlich noch
sogar anmutig
aus mir wäre bestimmt eine prima
ballerina geworden

und dann
die vorstellung muss ausfallen
der schwan kann heute nicht sterben
weil er schwindelt und kotzen muss

es scheiterte nicht an mir
damals als ich diese schuhe
an den nagel hängen musste

ich konnte es noch
über mich hinauswachsen

ob ich es heute

auch noch

kann

ich winde mich wie ein aal
um die rechtfertigung
für mich zu finden
dafür
dass ich nicht mit den kindern
mandel verlassen habe

sie waren der grund dafür dass ich
mit ihm zusammen war

stelle gerade fest
dass ich nicht
mit mandel in einer zeile
zu lesen sein möchte

ich war ein kind
der wirtschaftswunderzeit
und habe auch bittere armut erlebt
die dann entsteht
wenn wunder dem hochmut begegnen
natürlich gab es schon damals
das sozialamt
aber besonders aktiv war die fürsorge
aus heutiger sicht
kaum vorstellbar wie schnell
kinder in heimen landen konnten
ich kann mich noch erinnern
wie ein mädchen dort zu mir sagte
du hast es gut
du bleibst doch nicht lange
sie war einfach nur
an diesem ort
weil ihre mutter die wunder der zeit
erleben wollte und sie dabei störte
bei mir war es anders
und darum durfte ich irgendwann
wieder nach hause
nachdem sich die situation
etwas entspannt hatte
wie es schien

ich war schon als kind in der lage
mir dinge vorzunehmen
sozusagen gelübte abzulegen
damals habe ich mir vorgenommen
dass es meine kinder
einmal besser haben sollten als ich
dass nie der punkt eintreten darf
dass ein soziales amt
für sie die sorge führt
was sitzt das sitzt

meine kinder brauchten keine armut
zu leiden
aus materieller sicht betrachtet aber
es gibt schlimmeres als arm zu sein
mandel zum beispiel
ich winde mich wie ein aal
mein eigener hochmut sucht
die rechtfertigung
ich würde heute noch bedingungslos
für meine kinder sterben wollen
und so
wird es genau das gewesen sein
warum man manchmal tötet
was man liebt
wie man so sagt

der wald liebt mich
darum schickt er mir im herbst
seine tränen
die ich auf dem rasen
nicht haben möchte

in der letzten saison habe ich sie
zusammengeharkt und sie ihm
immer wieder zurückgebracht
er hatte sich mit dem wind verbündet
was mir
einen tennisarm und eine laubpsychose
eingebracht hat
so kann es sein
wenn man geliebt wird
in diesem jahr
habe ich ein turbogebläse

die kletterose vor meinem fenster
hat es sich auf dem pavillion
bequem gemacht
vielleicht hoffe ich immer noch
dass sich irgendwann
ein prinz darin verfängt

was wäre gewesen
wenn an meiner seite
ein prinz gestanden hätte
wenn ich nur
menière zum feind gehabt hätte
ein feind
im eigenen körper
nur der körpereigene feind

beziehungen können wachsen
und in den ersten jahren
wurde ja nicht massiv
der alltag durch menière geprägt
oder doch

zwei dreimal im jahr einen anfall zu haben
ist schlimm aber nicht
so besorgniserregend
als das dadurch
die lebensfreude verloren gehen könnte
oder doch

irgendwann
in der zeit damals
bin ich noch ins bad gegangen
als der schwindel nachließ
habe mich am waschtisch abgestützt
und versucht
mein gesicht zu betrachten
um mich dabei zu fragen
was aus mir geworden ist
ich war viel zu erschöpft
um mich zu erschrecken
und außerdem
kannte ich diesen menschen nicht
der mich im spiegel aus hohlen augen
ansah

das wäre kein anblick
für einen prinzen
gewesen

einen feind im körper
einen feind an der seite
das sind eindeutig
zwei feinde zuviel

ich hätte mir damals
schon gewünscht
mehr wissen über beide feinde
zu erlangen
aber jeder versuch
hinter ihre geheimnisse zu kommen
scheiterte kläglich
um hilfe
habe ich gebeten
für jeden feind
in seiner art
doch für jeden
war nur
ein schulterzucken
zu erhalten

angst
hilflosigkeit
hilflose angst
angst
die aus hilflosigkeit entsteht
und keine hilfe
zu erwarten

und das leben
musste weitergehen

ich hatte nicht nur
verantwortung für mein leben
zu tragen
wie sollte ich dem gerecht werden

irgendwann
kamen schlafstörungen dazu
die sind mir
bis heute geblieben
welchem feind konnte ich die zuschreiben
spielt es eine rolle

im grunde genommen
war mandel auch behindert

er hat gespürt dass ihm etwas fehlt
gefühle um die er mich beneidete
tiefe echte gefühle zu empfinden
echte freude
echtes leid

ich denke schon
dass er wusste
dass ihm etwas fehlte

und die synapsen
auf chemischem weg zu manipulieren
mag einen kick produzieren
aber es bleibt nichts echtes
und auf dauer
bleibt auch nichts mehr
von dem menschen übrig
nichts von dem
was er vielleicht einmal war

lange zeit bevor er
mein feind wurde

lange vor meiner zeit

wenn es kästner gelungen ist
eine sachliche romanze zu schreiben
sollte es mir gelingen
mein menière desaster
sachlich zu beschreiben

soll ich schreiben
ich habe mich arrangiert
es trifft vielleicht den kern
der aussage am besten

mir wurde komisch
das dröhnen setzte ein
es war wieder soweit
es machte mich traurig
manchmal habe ich mich ja
gerade an diesem tag
auf irgendetwas gefreut
meistens war es
ein tag wie jeder andere
ich traf vorbereitungen
habe mich mit meinem freund
dem eimer
und einer flasche wasser
zurückgezogen
es hat mir gut getan
wenn ich diesen ausdruck benutzen darf
das wasser auszubrechen
mein magen tat eh
was er wollte
so schmerzte er
nicht so
stark

ich meine auch
dass es mir leichter fiel
wenn meine augen geschlossen waren
und ich habe mich
einsam gefühlt
einsam
verlassen
hilflos
menière ist gnadenlos

zu mir
war er stundenlang unerbittlich
und endete mit meiner völligen erschöpfung

der schlaf ist der bruder des todes

am tag danach
fühlte ich mich wie ausgebrannt
und ausgehungert
und ausgedörrt

in der zeit danach
musste ich auf mich aufpassen
musste mich immer wieder
disziplinieren
in stresssituationen
habe ich mit übelkeit
und erbrechen reagiert

und
es konnte geschehen
dass ich merkwürdig atmete
es klang so als würde ich
aus dem letzten loch pfeifen

dann kamen mir auch die tränen
dann musste ich mich
auch disziplinieren

ich hoffe das war sachlich genug

hatte ich
eine chance

beim ersten hörsturz
da hatte ich eine
infusionen hätten mich nicht
taub werden lassen

der menière wütete
fast zwei jahrzehnte in mir
früher oder später
wäre es eh passiert
dass ich mein gehör verliere

hätte ich dieser geißel
mehr bedeutung geben müssen
und dann
ein anfall kommt aus dem nichts
und verschwindet
im nichts

mehr bedeutung
hätte ein mehr
an verzweiflung
bedeutet

ich bin meinen feinden
in die hände gefallen
ich war
in kriegsgefangenschaft
und konnte nicht
damit rechnen
dass ich
von irgendwem
befreit werde
denn
flucht
war nicht möglich
kampf diente dem überleben

es muss immer etwas
größer sein als damit
eine veränderung eintreten kann
dazu musste die zeit reif sein

und dann
wenn die zeit gekommen ist
ein feind
nach dem anderen
bis dass der tod uns scheidet

die zeit arbeitete für mich

ein feind nach dem anderen
wenn das leid größer ist
als die angst
bis dass der tod uns scheidet
und ich

lebe noch

so gingen die jahre ins land
irgendwann
war meine große aus dem haus
machte ihre ausbildung extern
meine jüngste
war aus dem gröbsten raus
und ich konnte
in aller ruhe
und mit bedacht
die flucht von mandel vorbereiten
mir fehlte nur noch
eine geeignete bleibe

ich konnte mandel
schon lange nicht mehr riechen
was nicht heißen soll
dass er ein ungepflegter mensch war
er legte schon wert
auf ein adrettes erscheinungsbild
es war dieser besondere geruch
den ein mensch entwickelt
wenn der konsum
bestimmter chemischen substanzen
schon zum alltag gehört
will sagen
mandel hatte kein problem
mit drogen
nur ohne sie

dabei meinte er damals
sein problem
sei ich

wie dem auch sei

nicht alle jahre wieder
aber wieder zu weihnachten
kam das was zwangsläufig
in wiederholung kommen musste
wieder ein fest
mit seinen verwandten
und anderen feinden

ich gönnte mir das
was der volksmund so schön
mit einem nervenzusammenbruch
umschreibt
verbunden
mit dem zweiten hörsturz

die feiertage und den jahreswechsel
verbrachte ich mit infusionsnadeln
im einzelzimmer ohne besuch
das habe ich mir ausgebeten
und das tat mir gut
wie auch die venenentzündung
die hatte den nebeneffekt
dass die wut auf mandel
in mir hochkroch
die so übermächtig wurde
größer
stärker wurde als die angst vor ihm

jetzt mussten nur noch
taten folgen
und

die folgten

hauptsache weg
ich musste ganz von vorne anfangen
das machte nichts
ich hatte
mandel von der hacke
wie man so schön sagt
na ja
ganz so einfach war es nicht
mandel machte schon druck
diese lage entspannte sich allerdings
als ich meiner
letzten altlast begegnete

materiell konnte ich mich
selbst versorgen
meine jüngste und diesen mann
mit den wunderschönen blauen augen
gleich mit
der neue job wurde gut bezahlt
es war aber auch knochenarbeit
und ich konnte die tür
nicht hinter mir zumachen
das ging mir schon an die substanz
aber ich habe meine kurse erweitert
bekam noch geld dafür
mich und andere fit zu halten
durchtrainiert macht sich die arbeit mit links
dachte ich
es war eine zeit
in der sich die ereignisse
irgendwie überschlugen
und die zeitabstände
zwischen den anfällen kürzer wurden

ich war alleine im haus
musste feststellen dass ich keinen eimer
im oberen geschoss hatte
und bin das risiko eingegangen
den weg nach unten
doch noch zu versuchen
der schwindel riss mir den blick weg
ich spürte das holz der treppe
als wollte es mir den rücken aufreißen
ich fiel einfach nur stufe für stufe
konnte mich nicht festhalten
wo denn
das geländer flog doch auch weg
dann lag ich irgendwann
irgendwie unten und blieb liegen wo ich lag
bis der schwindel nach stunden
endlich vorbei war
nicht das ich verzärtelt war und bin
aber über stunden
auf einem harten boden liegen
ist nicht angenehm
mir tat eh alles weh
vorsichtig stellte ich aber fest
dass ich mir nichts gebrochen hatte
ich holte mir zeitungspapier
legte es im flur aus
wischen wollte ich
wenn ich geschlafen hatte
auf allen vieren bin ich dann
die treppe hochgekrochen
ich hätte mir noch eine wärmeflasche
machen sollen egal

in dem moment habe ich mich
so darüber gefreut
in mein bett kriechen zu können
ich weiß nicht ob das
nachvollziehbar ist

das aufstehen fiel mir schwer
am morgen danach
das anziehen auch
als hätte mich jemand
durch den wolf gedreht
aber liegen bleiben
konnte ich auch nicht
ich konnte nicht liegen
nicht sitzen
nur mühsam gehen
und dabei versuchen
die gräten zu richten
ich sollte unbedingt
im ganzen haus
eimer verteilen
das darf mir nicht
noch einmal passieren

als ich die treppe herunterging
hielt ich mich am geländer fest
das sollte ich mir auch angewöhnen
und langsam die stufen gehen
wieder stufen
bis zum bad

ich sollte mir
ein anderes haus suchen

nach dem frühstück
habe ich den flur gereinigt
und mich gewundert
dass ich mir nicht
das genick gebrochen habe
als ich mir gerade die frage
stellen wollte
wo denn mein schöner harfensänger
war als ich ihn brauchte
stand er schon gut gelaunt
vor mir
irgendwie wurde ich das gefühl nicht los
er lag in den armen einer anderen
während ich
noch nicht einmal
einen eimer hatte
zum umarmen
letzte nacht

er meinte
ich würde überarbeitet wirken
und lud mich in die sauna ein
und besser aufpassen sollte
ich auch
dann falle ich auch nicht
die treppen herunter
ich weiß heute nicht mehr so genau
warum ich mitgefahren bin
vielleicht
weil dort große spiegel hängen
gegenüber angebracht
um sich auch den eigenen rücken
zu betrachten

vielleicht musste ich mir
meinen rücken ansehen
und auch seinen blick erhaschen
dabei dieses dumme grinsen erkennen
das ich irgendwoher kannte

die ereignisse überschlugen sich eh
und veränderungen standen an
ich habe nägel mit köpfen gemacht

stell dir vor
ich betrete einen ballsaal
und bin die einzige frau
unter tausend männern
einer schöner als der andere
und jeder von denen
will nur mich
und gibt alles
was für ein gedanke
und ich habe die freie wahl
mir unter tausend männern
einen auszusuchen
neunhundertneunundneunzig
gerechte
und
ein idiot

versuch macht klug

das schreibt sich jetzt
sehr locker
um ehrlich zu sein
das war es nicht

ich stand
vor einem scherbenhaufen
und um
ehrlicher zu sein
kamen mir schon gedanken
mich vom grün zu machen
soll ich ganz ehrlich sein
ich hatte mir schon
einen brückenpfeiler ausgesucht
gegen den ich
mit überhöhter geschwindigkeit
donnern wollte
den habe ich mir betrachtet
saß dabei im auto
habe eine zigarette geraucht
und mir überlegt
dass mir diesen unfall
keiner abnimmt der mich kennt
ich hatte noch nie
einen punkt in flensburg
gehe nicht bei rot über eine ampel
zahle hundesteuer
was wird aus dem hund
wer kümmert sich um die katze
meine mädels werden den braten riechen
mich aus dem sarg zerren
und mich verhauen und womit
mit recht
und an meine arme seele
die keinen frieden finden wird
mochte ich gar nicht denken
ich bin ein kämpfer
und in dem moment
war ich einfach nur ein müder krieger

so habe ich beschlossen
nach hause zu fahren
mich auszuschlafen
und am nächsten tag
mit kehrblech und besen
mein leben zu ordnen
und für die nächste zeit
ballsäle zu meiden

meinen knochenjob war ich los
es wurde jemand bevorzugt
der ältere rechte hatte
was ich als ungerechtigkeit empfand
nur denke ich heute
dass gerade dieser mensch
in seiner oberflächlichkeit
und gleichgültigkeit
gerade der richtige
für die arbeit war
mich hätte sie irgendwann
genauso zerfressen
wie die frau zerfressen wurde
die den job vor mir
geleistet hatte

mandel bekam die quittung
für sein lebenswerk
und wurde bald
zu meinem verblichenen
das gab mir ein gefühl
von sicherheit
bis auf weiteres

die ersten texte entstanden
und die illustrationen dazu

dann wurde eine stelle frei
im näheren umfeld
so hörte ich und schickte
meine unterlagen heraus
es werden sich viele bewerben
ich brauchte jemanden
der mich protegiert

wir kannten uns aus alten zeiten
und ich rief an und fragte sie
ob das angebot noch steht
das sie mir gegeben hatte
in alten zeiten
falls ich referenzen brauche
könnte ich auf sie zählen

das klingt jetzt
wie ein märchen
das war es auch für mich
was heißt hier referenzen
wir haben selber genug zu tun
kennen sie sich mit computern aus
ich habe nur eine schreibmaschine
das ist ganz einfach
so wie ich sie kenne
haben sie das ganz schnell raus
ich kläre das hier im hause ab
geben sie mir ihre nummer
sind sie heute zu hause
dann rufe ich gleich zurück

die frau war ein kracher
das ist sie heute noch
wir wussten was wir
voneinander zu halten hatten
das ging ruck zuck
und ich gehörte zu ihrer mannschaft
für ein jahr
aber ich hatte mir fest vorgenommen
daraus einen job
fürs leben zu machen

in der tat ging das ziemlich schnell
mit dem rechner mit dem ich schrieb
und genauso schnell
brauchte ich eine lesebrille
die anfälle kamen alle acht wochen
ich fing an
sie zu verfluchen
die treppe flog ich nochmals herunter
zum glück nur die letzten stufen
ich hatte eine stunde geschlafen
und wollte zum dienst
draußen war glatteis
an dem morgen kamen alle zu spät
und eine junge kollegin
kam ins krankenhaus weil sie gestürzt war
so fiel mein zustand nicht auf
ich beschloss umzuziehen
und fand ein hexenhaus
mein traum
ich nahm mir vor
meine träume zu leben
ich bin schließlich ein kämpfer

meine jüngste hatte die lehre begonnen
es ging voran
wo ich bin
ist vorne
gnadenlos

nach dem dienst zum neuen haus
renovieren die ersten kisten unterbringen
nach hause kisten packen
ich war durchtrainiert
und hatte alles fast perfekt organisiert

ein anfall am wochenende
gott sei dank
zum fünfzehnten muss ich raus
in der nacht bin ich hin und her gependelt
mit den letzten kisten
habe mich geduscht und umgezogen
mit dem vollen wagen zum dienst bis mittag
habe den schlüssel übergeben
den wagen am neuen heim geparkt
mich ins bett gelegt
und gekotzt
einfach so

mit den augen einen punkt fixiert
an der wand
ich konnte den punkt halten
der blick beruhigte sich
der magen langsam auch

es geht doch
es sind die nerven
entspanne dich

ich machte es mir gemütlich
meine jüngste auch
sie schleppte ihre freunde mit
die packten mit an
es sah so aus
als würde alles
gut werden

der anfall kam am morgen
vier wochen nach dem letzten
da war auch nichts mit fixieren
ich komme zu spät
das geht doch nicht
meine jüngste rief an
und meldet mich krank
und meinte
so geht das doch nicht weiter mit dir
es musste weiter gehen
alle ärzte bei denen ich war
haben mir gesagt
ich sei gesund
ich sei kerngesund
ich will nicht
krank sein
ich bin nicht krank
ich bin ein simulant
ich muss diese arbeit behalten
so eine chance bekomme ich
nie wieder
menière hahaha
ich habe doch keinen menière hahaha
das bilde ich mir doch nur alles ein
seit zwei jahrzehnten bilde ich mich
und

ich bekomme nie wieder
so eine chance

es dauerte keine zwei wochen
zum ende einer sportstunde
es kündigte sich nur kurz an
die stunde bringe ich zuende
ich habe sie
zuende gebracht
disziplin
im auto fliegt der blick weg
nicht hier
nicht jetzt
fahr los
reiß dich zusammen
du kennst den weg
den fährst du im schlaf
ich fahre los
ich mache mich strafbar
konzentriere dich
um die zeit ist nicht viel los
halte dich am lenkrad fest
du kannst hier nicht stehen bleiben
fahre weiter
höre auf zu würgen
du musst nicht brechen
da ist die brücke jetzt geht es geradeaus
halte dich am lenkrad fest
ich mache mich strafbar
warum
du hast doch nichts
wenn ich einen unfall baue
du baust keinen unfall
höre auf zu würgen

ortseingang
konzentriere dich
du musst durch den ort
ich will mich hinlegen
du hast es gleich geschafft
halte durch
wenn was passiert
es ist sauwetter da ist
niemand auf der straße
fahre weiter
ortsausgang
die kurve setze den blinker
rechts ab

welcher idiot hat das tor zugemacht

ich schaffte es noch
die wagentür zu öffnen
es regnete in strömen
hoffentlich rutscht gleich niemand aus
hoffentlich kommt gleich jemand
der ausrutschen könnte

festbeleuchtung im haus
hoffentlich hat sie
ihre freunde mitgebracht
ich hupe immer wieder
ich breche ich halte mich
am lenkrad fest
ich hupe
gestandene kerle
die freunde meiner tochter

schleppten mich ins haus
ich bin im bett
sie kommt mit dem eimer
kein dröhnen in meinem kopf
kann so laut sein
als dass ich ihr geschrei hätte
überhören können
wenn sie zornig wird

sie ruft den rettungswagen
lässt die hilflosen sanitäter strammstehen
der notarzt kommt gleich

was ist das
ich will wissen was das ist

der notarzt kommt doch gleich

das ist doch nicht normal

der notarzt ist da
ein praktischer arzt aus dem ort
der bereitschaft hat
er leuchtet in meine augen
stellt fragen
und hält einen vortrag
über menière
und sagt
dass sein alter professor gesagt hat
glauben sie einem menière erst
wenn sie ihn gesehen haben
und das hier ist ein menière anfall

was sollen wir tun

sollen wir sie mitnehmen

wir können nichts tun
er gibt mir etwas gegen den brechreiz

wir müssen warten
bis es
vorbei ist
das ist alles
was wir im moment tun können

ich spürte meinen hund
und die katze
sie lagen nahe bei mir
als wollten sie mir
den rücken stärken

mein glauben
war wissen

und ich weine
ich weine mich

in den schlaf

wir saßen uns gegenüber
am tag danach
nach dem dienst
habe ich ihn
in seiner praxis aufgesucht
er meinte
dass er versäumt hätte
mich krank zu schreiben

ich brauche keinen krankenschein

ich erzähle
von den untersuchungen
von seinen kollegen
die auch im notfall
gerufen wurden
davon
dass ich gesund erschien
kerngesund
die untersuchungen und die ergebnisse
haben andere ursachen ausgeschlossen
so hatte alles doch einen sinn
und es bestätigte den menière

über den nicht viel bekannt ist

und wie soll es jetzt weitergehen

wir können versuchen
einfluss zu nehmen
wir können es einfach versuchen
gegen den brechreiz
unbedingt die zäpfchen
die sollte ich immer bei mir tragen
und dann könnten wir versuchen
mit einem mittel
aber ich soll mich bitte
nicht erschrecken
es wird angewandt
bei schizophrenie und halluzinationen
und quasi als nebenwirkung
soll es auch den menière lindern

mein neuer hausarzt
wirkte kompetent
engagiert
und doch ruhig
nachdenklich
und

betroffen

über die nebenwirkungen
habe ich mir
keine gedanken gemacht
das habe ich geschafft
indem ich den beipackzettel
erst gar nicht gelesen habe

mir reichte es
ein sportwagen mit getriebeschaden
zu sein
oder war es eher die elektronik
oder doch die mechanik

schaden ist schaden

und wissen
kann ohnmächtig
machen

auf jeden fall
fühlte ich mich
etwas entspannter

obwohl
jetzt
wo ich an meinen texten arbeite
kommen mir schon gedanken
über diesen beipackzettel
und ich überlege
wenn jemand bewusstsein gespalten ist
halluzinationen und menière hat
wird dieses mittel
optimal
wirken

aber was geschieht
wenn jemand wie ich
nur menière hat
und dieses mittel einnimmt
was geschah damals
mit meinem bewusstsein außer
dass ich alles was
mit mir geschah
mit einer gewissen gelassenheit
ertragen habe
die ich auch brauchte
um zu funktionieren
und um zu überleben
spätfolgen
konnte ich nicht feststellen

bevor ich es vergesse
zu meiner rechten
mary chace sie hilft mir beim schreiben
und zu meiner linken mein freund harvey

kleiner scherz

die kollegin im personalbüro machte druck
die amtsärztliche bescheinigung für mich
fehlte
ich hatte gehofft dass sie es vergisst
hat sie aber nicht
so wurde ich vorstellig
und verließ die amtliche stätte
mit meinem beruflichen todesurteil
in den händen
leichte tätigkeiten im sitzen
keine leitern
keine stufen
ein sportwagen mit totalschaden

vielleicht
heftet sie es einfach weg
und niemand liest es
ich hatte nichts verheimlicht
ich war kerngesund
bis die diagnose feststand
und außerdem
hat mich jeder anfall
schachmatt gesetzt
da musste ich liegen
da gehe ich doch keine treppen
oder steige auf leitern
und außerdem
war ich zwischen den anfällen
fit wie ein turnschuh
das war ganz wichtig
viele übungen
die einen atemreiz ausüben
und jeden tag
den körper trainieren

und
essen und trinken
das hält leib und seele zusammen
lakritze habe ich gegessen
kiloweise
ich weiß nicht warum

ich wusste auch nicht warum
ich plötzlich auf dem boden
in der küche lag
dabei wollte ich doch nur
irgendetwas auf dem hochschrank richten
stand auf der fünften stufe
und wollte wieder von der leiter herunter
und flog plötzlich durch die küche
einfach so
ich hatte keinen anfall
mir war nicht schlecht
und auf einmal lag ich da
das kann anderen auch passieren
und außerdem
passierte das in meiner freizeit

ich war was ich war
ich war ein
amtlich bescheinigtes sicherheitsrisiko

und
ich denke
ich war die einzige
die das
nicht
erkannt hatte

irgendwie
ist der verlauf der krankheit
bei jedem betroffenen anders
manche haben auch glück
und geraten
schon beim ersten anfall
an einen arzt
der das desaster als solches erkennt
andere
finden sich vielleicht
in irgendwelchen gossen wieder
schau mal
betrunken am hellichten tag
liegt in seiner eigenen kotze

dieser kelch ist an mir
vorüber gegangen

irgendwann
ist es passiert
als ich tanzen war
ich habe es noch geschafft
schwankend zum auto zu gelangen
es war dunkel
ich habe gefroren
zusammengekauert
auf den vorderen sitzen gelegen
und gefroren
als es endlich vorbei war
dämmerte es schon
ich wollte nach hause
in mein bett

im wagen neben mir
liebte sich ein paar
sie fühlten sich scheinbar
überrascht
als ich meinen wagen startete
jetzt könnte man meinen
ich hätte in diesem moment
gerne mit der frau getauscht
dem war nicht so
das lag nicht an dem
mir unbekannten mann
vielmehr daran
dass mir alles egal war
bis auf mein bett
das wollte ich
unbedingt
erreichen
und das
sehr schnell

kurz darauf
hatte ich im büro
einen keinen richtigen anfall
wie ich schon bemerkt habe
konnte das zeitnah
zu einem richtigen anfall erfolgen
ich kannte mich aus
ich musste mich nicht hinlegen
es flog nur der blick weg
an der wand habe ich einen punkt fixiert
der brechreiz war schlimm
ich denke
dass ich schon einen reizmagen hatte

mein junger kollege
hatte mich in den nebenraum verfrachtet
und machte die vertretung
dort saß ich vor dem waschbecken
auf einem stuhl
und würgte vor mich hin

ich glaube
ihm ist auch schlecht geworden

ich wurde
zur zumutung
ich war eine zumutung
eine unzuverlässige zumutung

die unpässlichkeit hatte keine
zwei stunden angehalten
danach habe ich weitergearbeitet
als sei nichts geschehen
schlecht habe ich ausgesehen

am tag darauf
musste ich einen raum
für ein gespräch eindecken
nichts besonderes
kaffee gebäck
alles war auf einem großen tablett
angeordnet
ich brauchte es nur abholen
und eine etage tiefer bringen

da stand ich also
mit diesem riesigen tablett in meinen händen
oben auf der ersten stufe der treppe

und blickte nach unten
konzentration
ein schritt nach dem anderen
gleichmäßig atmen
nicht verkrampfen
nicht nach unten schauen
jede stufe
bewusst wahrnehmen

ich habe es geschafft
in schweiß gebadet

mittlerweile
war ich auf zwei anfälle pro woche
ohne rücksicht auf wochenenden
tag oder nachtzeit
es lässt sich nicht alles planen
musste ich erkennen

die medikamente schienen
nicht anzuschlagen
es war so
als hätte irgendein ereignis
eine kettenreaktion ausgelöst
die in immer schnellerer folge
unkontrolliert ablief
und wie beim dominoeffekt
war jedes ereignis zugleich
ursache für das folgende
ich wurde instabil
so kam es mir vor

objektiv betrachtet
konnte ich auch nicht mehr
von lebensqualität sprechen
nur noch von funktionieren

ich hatte etwas
mit einer kollegin zu besprechen
schaffte es aber gerade noch
zum waschraum
und schloss mich
in der hintersten toilette ein
eine weise entscheidung
denn das große fenster war niedrig angesetzt
so lag ich halb auf dem boden
halb auf der schmalen fensterbank
ich weiß nicht wie lange

für mich war es einfach nur furchtbar
wenn ich nicht
in meinem bett lag
wenn es wütete

selbst dem gedanken
dass es auch ein bahnhofsklo
hätte sein können
konnte ich nichts abgewinnen

ich war im vierten stock
unter dem fenster lag
die einfahrt zur tiefgarage
meine hände tasteten zum fenstergriff
es ließ sich tatsächlich öffnen
das fenster zum hof
nur mein körper war im weg

ich konnte noch tasten
und die augen für kurze momente öffnen
ich habe es geschafft
jetzt die hände über die fensterbank
und den körper nachziehen

das fenster
war von außen vergittert
das hätte ich doch wissen müssen
nachdem ich nur noch würgen musste
bin ich aus dem engen gefängnis
heraus gekrochen

kriechen konnte ich noch
der tastsinn schien der einzige zu sein
der in solchen situationen
noch etwas verlässlichkeit
für mich bot

ich legte mich
in die ecke gegenüber
wo mich irgendwann
ausgerechnet die sekretärin
meiner chefin gefunden hat

dann ging alles relativ schnell
ich wurde zu meinem hausarzt geschafft
die krankmeldung
wurde einfach mitgenommen
mein direkter vorgesetzter
durfte strammstehen
weil man ihn für meinen zustand
verantwortlich machte

dabei konnte er in meinem fall
wirklich nichts dafür
er rief mich jedenfalls
täglich an und beschwor mich
ja wieder gesund zu werden

ich habe immer wieder beteuert
dass er mit meinem zustand
nichts zu tun hat
menière sei pathologisch

er hat es mir dann
irgendwann geglaubt

aber die kollegen nicht
es war auch
eine harte zeit für ihn
irgendwie
tat er mir leid

mein umfeld meinte
die ruhe würde mir gut tun
nicht der menière brannte aus
sondern ich

und eh ich mich versah
kamen die anfälle

jeden

zweiten

tag

zitat
zum zeichen
für das verwirktsein
des lebens vor
der irdischen gerechtigkeit
wurde
über dem delinquenten
der stab gebrochen
das urteil wurde
so bekräftigt
das todesurteil

wer darf sich
heute anmaßen
den stab
über jemanden
zu brechen

heute
ist das doch nur
eine redewendung
die aber gerne
und oft vorschnell
praktische anwendung findet

hochmütig
wenn jemand
einfach so sagt
wir sollten nicht
den stab über die person
brechen
es steht auch niemandem zu
hier gibt es keine todesstrafe
redewendung hin oder her

wenn aber jemand meint
dass sein leben
verwirkt ist
und selbst den stab
über sich bricht
und sich richtet um
sich der irdischen gerechtigkeit
zu entziehen
oder sich des irdischen körpers
zu entledigen

ist das dann eine
philosophische überlegung
oder
vielleicht eher eine theologische
findet doch die seele dann
keinen frieden

ich muss
an meine urgroßmutter
denken
und
an vincent

und an mich
und an das
was vor
vielen jahren

mit mir geschah

mit meinen kräften
musste ich haushalten
zum glück waren die kurse beendet
meine kleine gymnastikgruppe
habe ich in die vorgezogene
sommerpause geschickt

jetzt hatte ich ruhe
nur die einkäufe für die nächsten tage
mehr nicht
vielleicht sollte ich doch
etwas im garten schaffen
vielleicht würde mir
die bewegung gut tun
ich habe es gelassen
mich auf die sonnenliege gelegt
und einfach nur
den garten betrachtet

es war ein wundervoller tag
die sonne spürte ich auf meiner haut
ein leichter wind
ließ einen hauch von urlaubstimmung
aufkommen

entspannt
habe ich zwischendurch gegessen
ausreichend getrunken
vor mich her geträumt
mit dem hund geschmust
der mir kaum von der seite wich
habe
einen sonnenbrand riskiert

am abend

kam die müdigkeit
vom müßiggang
auf eine ganz angenehme art

erholt fühlte ich mich

das abendessen
war ein genuss

die warme dusche
auch

früh bin ich zu bett gegangen
mit dem festen vorsatz
den folgenden tag
auch zu verbummeln

selig
zufrieden
und ruhig
schlief ich ein

die augen brauche ich
nicht zu öffnen um zu wissen
dass es wieder
soweit war
einen tag ruhe
um den nächsten
zu überstehen
ich muss in das bad
das bisschen restwürde
lasse ich mir nicht nehmen

ich versuche aufzustehen
und werde
zurückgewirbelt
dann krieche ich eben
kurz die augen auf
und gleich wieder schließen
konzentration
es wird hell
das reicht um mich ein wenig
zu orientieren
das bad ist gleich nebenan
das würgen lässt sich zeit
ich habe es geschafft
den triumph des geistes
über den körper
den ich wieder in meinem bett
über dem eimer feiere
die zäpfchen werden den brechreiz mildern
ich muss geduld haben
meine jüngste ist bei mir
sie lässt den hund raus
und bringt mir wasser
nein sie soll nicht zu hause bleiben
es ist gleich vorbei

ich schaffe es nicht
einen satz zu formulieren
einzelne worte
herausgepresst
das wird mir schon zuviel

ich bin wieder alleine
das würgen hört nicht auf

es müssen bestimmt
zwei stunden sein
noch ein zäpfchen
dann wird es bestimmt besser
ein kurzer blick nur zum fenster
wie die sonne steht
der mittag ist vorbei
und es dreht sich
immer noch
gleich ist es geschafft
augen zu
entspannen
dann schlafe ich bestimmt
gleich ein

es muss später
nachmittag sein
und es wütet
immer noch

ich rechne
dann sind das
schon mehr
als zehn stunden
ich muss schlafen
ich muss unbedingt
schlaf finden

in der nacht
werde ich wach
durch das dröhnen im kopf
neben dem eimer
steht die flasche mit dem wasser
ich habe schrecklichen durst

und trinke trinke trinke
jetzt ganz ruhig liegen bleiben
die zäpfchen ganz wichtig
und ganz ruhig bleiben
der magen rebelliert
abwarten
und dann nur in kleinen schlucken
das wasser fliegt raus
noch ein zäpfchen
und warten
das muss doch
irgendwann aufhören
wie spät mag es sein
ich muss trinken
ich würge und trinke
und würge

ich muss schlafen
ich kann nicht mehr
es geht nicht mehr
nur nicht heulen
die atmung
du darfst nicht heulen
dann atmest du komisch
du darfst jetzt nicht komisch
atmen
konzentration
konzentriert atmen
dann kommt auch der schlaf
noch ein zäpfchen
ganz ruhig liegen
keine panik
gleichmäßig atmen

ich habe mich verloren
was redest du da
ich bin doch bei dir
ich bin immer bei dir
ich war auch da
als du damals
die hundert kilometer laufen musstest
und als du den sechstausender
bestiegen hast
damals habe ich auch
mit dir gesprochen
dann warst Du das
die sagte halte durch
du schaffst das
nein ich war die
die dir sagte höre auf
gib auf was tust du dir an
und ich habe dir auch gesagt
was nimmst du dir einen mann
den du nicht liebst
das hast Du gesagt
ich habe dich nicht gehört
du wolltest mich nicht hören
und jetzt bin ich
die einzige stimme
die du noch verstehen kannst
in dem dröhnen das dich umgibt
du bist nicht alleine mit dir

du musst schlafen
du wirst jetzt einfach
einschlafen
und wenn ich wach werde
ist es bestimmt vorbei

es wird wieder hell
ich versuche
einen punkt an der wand
zu finden
den punkt zu fixieren
ich gebe nicht auf
ich starre die wand an
sie muss doch irgendwann
ruhig werden
ich suche einen anderen punkt
das fenster
die vase auf der fensterbank
die zeit verrinnt
und ich versuche
eine vase mit dem blick festzuhalten
vor dem fenster
steht die große truhe
ich müsste auf die truhe steigen
dann die fensterbank abräumen
und unten ist das blumenbeet
da falle ich nur weich nein
das ist ein hoffnungsloses unterfangen
die treppe ich könnte mich
zur treppe schleppen und
mich herunterstürzen
du wirst dir nur wehtun mehr nicht
diese haus hat auch eine treppe
ich mache wirklich
unüberlegte sachen
ich könnte die vase zerschlagen
und mit den scherben versuchen
du schaffst es nicht bis zur vase
du kommest noch nicht einmal
aus dem bett

wenn ich das vorher gewusst hätte
dann hätte ich vorbereitungen
treffen können
für das nächste mal muss ich das tun
es wird kein nächstes mal geben
meinst Du der menière brennt aus
das weiß ich nicht
aber du musst durchhalten
bis es vorbei ist
und dann wirst du dafür sorgen
dass es nicht mehr geschieht
ob es vincent auch so ergangen ist
er liebte sonnenblumen
er hat vorsorge getroffen
um dann nicht treffen zu können
mit der waffe die alles beenden sollte
schmerzen und schwindel
ob es so war
das weiß ich nicht
was soll denn aus uns werden
was wird aus den träumen
die ich habe kannst Du mir das sagen
du wirst darüber schreiben
die sonne steht auf ihrem zenit
und es hört nicht auf
ich habe keine kraft mehr
einen tag
eine nacht
und noch einen tag
ich könnte es mit weinen versuchen
dann hyperventiliere ich
dann bricht der kreislauf zusammen
ich brauche nur zu heulen
wenn ich mich konzentriere

dann schaffe ich es
warum willst du das tun
das ist doch albern
lass es einfach geschehen
atme gleichmäßig ich bin bei dir
weißt Du was
ich nenne dich charlotte
und in meinen geschichten
bekommst Du eine hauptrolle
das ist eine gute idee
und jetzt mache die augen auf
und versuche einen punkt
an der wand zu finden
der schwindel zaubert eine fratze
eine grinsende fratze
an die wand
er
hat erbarmen
und
schickt uns
seinen bruder

der junge morgen
weckte mich
mit dem gezwitscher der vögel
vorsichtig öffnete ich die augen
es war vorbei
ich drohte zu verdursten
vorsichtig ganz vorsichtig
nur ein kleiner schluck
es schmerzte in der speiseröhre
als sei sie verätzt

ich hatte muskelkater
der magen das zwergfell
die zwischenrippen
irgendwie schmerzte alles
egal
es war vorbei
mühsam richtete ich mich auf
mein kreislauf bereitete probleme
die flasche habe ich leer getrunken
meine jüngste hatte mir
einen vorrat ans bett gestellt
ich musste erst duschen
schwankte zum bad
das wasser lief angenehm warm
über meinen körper

sechsunddreißig stunden

der menière drohte mich umzubringen

mühsam habe ich das bett abgezogen
die truhe und fensterbank geräumt
und das fenster weit aufgerissen
frische luft wirbelte um mich
verteilte sich im raum
schien die vergangenen stunden
einfach hinauszuwehen

sechsunddreißig stunden
der menière wollte mich umbringen
ich habe den tod
bei mir gesehen
habe ihn gespürt
war dem tode sehr nahe

den nächsten anfall
überlebe ich nicht
da war ich mir sicher
es muss etwas größer werden als
damit
eine änderung vollzogen wird

bis dass der tod uns scheidet

und ich
fand gründe für mich

weiterleben
zu wollen

den kurzen weg zur paxis
meines hausarztes legte ich
mit dem wagen zurück
trotzdem
war ich völlig erschöpft als ich
dort ankam
er ließ mich nicht lange warten
ich berichtete von dem ereignis
und davon
dass ich suizidal unterwegs sei
wir sollten nicht warten
bis der menière irgendwann
vielleicht
ausgebrannt sei

er ging in den nebenraum
telefonierte mit dem ohrenarzt
und fragte mich im anschluss
ob ich es alleine in die praxis
des kollegen schaffe
das glaubte ich schon
nur
die kraft für stundenlanges warten
und große erklärungen
für meine situation hätte ich nicht mehr

er sei auf mich vorbereitet
was er tatsächlich auch war
ehe ich mich versah
saß ich auf dem behandlungsstuhl
er rückte mir den kopf zurecht
und blickte konzentriert
in meine augen
die in die richtung des übels wiesen
der facharztkollege
mit dem er die praxis teilte
wurde hinzugerufen
der rückte mir auch den kopf zurecht
und sah mir in die augen
die richtung wurde bestätigt
welch einfache methode
ich würde jetzt gerne einen stachel setzen
lasse es aber besser

der vorschlag der beiden war
eine behandlung mit gentamicin

sinnvoll stationär
es könnte in der nebenwirkung

zum verlust des hörvermögens führen
aber da war eh nicht mehr viel
geblieben auf dieser seite

dann sollten wir es wagen
für wann können wir einen termin erfragen

am besten für vorgestern

ich fuhr nach hause
packte ein paar sachen zusammen
ließ den hund gassi gehen
gab ihm und der katze ausreichend futter
rief meine jüngste an
fuhr zum krankenhaus
suchte einen langzeitparkplatz
und danach
das für mich vorbereitete
krankenzimmer auf

das war ein sehr anstrengender tag
für mich

am nächsten morgen
eine kurznakose
ein paukenröhrchen wurde in
das trommelfell eingesetzt
und noch im op
die erste gabe der
toxischen substanz
in das betroffene ohr gegeben

ich lag friedlich
in meinem bettchen

alle sechs stunden
wurde die prozedur
wiederholt
dann musste ich eine halbe stunde
ruhig auf der seite liegen bleiben

meine jüngste kam mich
besuchen
meinte
ich solle mir ruhe antun
und genießen solle ich die zeit
denn schließlich
würde man mir hier
den hintern hinterher tragen

klingt merkwürdig
war aber tatsächlich so
das heißt
eher im übertragenen sinne
natürlich

mein facharzt war belegarzt
er hatte während seiner
beruflichen laufbahn bereits
eine solche behandlung durchgeführt
das lag mehr als zehn jahre zurück
darum war mein bett
mit schwestern und jungen kollegen
umstellt wenn er
in den ersten tagen
bei jedem schichtwechsel
die anwendung selbst durchführte
und sie genau erklärte
er war und ist

ein ausgesprochen gewissenhafter
mensch und arzt

regelmäßig wurde nach mir gesehen
am abend des ersten tages
wollte ich zwischen den behandlungen
das fenster weiter öffnen
um die abendluft in das zimmer zu lassen
aber über den handbreiten spalt hinaus
war das nicht möglich
man schien wirklich
besorgt um mich zu sein
das gift
machte sich auf den weg
zu meinem gleichgewicht
meine augen
werden meldung machen
wenn das ziel erreicht ist
und ich brauchte nicht mehr zu tun
als zu warten
es ist eine methode
und sie sagen
dass sie mir hilft
es muss etwas in mir sterben
damit ich wieder leben kann
und es dröhnt in meinem kopf
es stirbt sich nicht leicht
es tut nicht weh
es schafft nur unwohlsein
und ich frage mich
ob das alles so richtig ist
was ich mir damit antue
hatte ich alternativen
nein

und alles wartet gespannt
auf das zucken
in meinen augen

es muss etwas
in mir sterben
damit ich

wieder
leben
kann

stirb doch endlich

der dritte tag der behandlung
neigte sich dem ende zu
es dröhnte weiter in meinem kopf
das gift wandert
charlotte warum
bekommen wir keinen anfall
hat der letzte
die geißel ausgebrannt
überlege deine gedanken
führst du einen überlebenskampf
oder willst du pokern
menière ist hinterlistig

aber er kann auch ausbrennen
dann ist es vorbei
auch ohne eingriff
ich verliere mein gleichgewicht

das hast du schon lange verloren
das gift tötet
es wird mein gleichgewichtsorgan
umbringen
du hast zwei
du kannst kompensieren
vor zehn jahren wäre es
kein großes problem gewesen
ich bin über vierzig
das schaffe ich nur mit befriedigendem
erfolg nicht mehr gut
du wirst es hervorragend schaffen
er kann auch auf der anderen seite
ausbrechen
und dann
was mache ich dann
dann werde ich zum pflegefall
dann poker
setze die behandlung ab
fahre nach hause
und lebe mit der hinterlist
kaufe dir eine knarre
damit du wenn es losgeht
in ein feld schwanken kannst
den schusswinkel im schwindel
nicht klar platzierst und tage später
in den armen deines bruders
verstirbst
wie auch immer
den nächsten anfall überlebst du nicht
das ist spekulation
dann hoffe
wenn du nicht pokern willst

bitter schmeckt der faule kompromiss

grundsätzlich brauche ich alternativen
möchte ich wählen können
wenn ich entscheiden muss
wie schmerzhaft und schwierig ist es
dann für mich
das nicht änderbare zu akzeptieren

musste wirklich
etwas in mir sterben
damit ich
weiterleben konnte
steht es mir zu
herr über leben und tod
in mir
zu spielen

es ist kein spiel
darum kann ich
kein spielmacher sein

es ist der unblutige ernst

und es war der vierte tag
und es dröhnte in meinem kopf
und ich bekam
keinen anfall
und ich musste
die entscheidung treffen
eine entscheidung
für mich
treffen

breche ich ab
oder
mache ich weiter

es ist nicht zu fassen
und es ist bezeichnend
wenn es darauf ankommt
stehe ich alleine da

zwei jahrzehnte
hat dieser tyrann menière
mit mir gemacht
was er wollte
und dann
wenn er stellung beziehen musste
hatte er sich verdrückt

dieser eingriff hatte konsequenzen
deren ganzes ausmaß
für mich nicht absehbar war
und ich
hatte noch nicht einmal
die sicherheit
dass er nicht vermeidbar war

aber ich habe sicherheit ein stück weit
wenn ich ihm auf einer seite
den nährboden entziehe

bis dass der tod uns scheidet

stirb endlich

ich blieb

die pupille schien zu zucken
das gift hatte sein ziel erreicht
ich wurde entlassen

für mich war die bewegung meiner augen
kaum nachvollziehbar
nur lesen selbst mit brille
konnte ich nicht
irgendwie
schien der müßiggang
der vergangenen tage
verspannungen hervorgerufen
zu haben
ein gefühl wie muskelkater
machte sich breit

am abend nahm ich
dann doch die bewegung
meiner augen war
eine andere form von schwindel
die nicht zur übelkeit führte
aber meine bewegungsfähigkeit
sehr stark einschränkte

so tastete ich wieder
und gönnte mir selbst
zeit und ruhe

die nächsten tage wurden zur qual
auf der terasse bequem auf der liege
versuchte ich einen strommast
mit den augen festzuhalten

er rannte nach rechts
ich sah rennende strommasten
witzig
aber immerhin besser
als drehende zimmer

ich nahm mir die pferde auf der weide vor
witzig

ich versuchte aufzustehen
nicht mehr witzig

vielleicht
wenn ich meinen kreislauf aktiviere
das könnte funktionieren
im liegen mit den beinen fahrad fahren
mir brach der schweiß aus
und der hund fand es witzig
weil er meinte
dass ich mit ihm spielen möchte

was hatte der arzt gesagt
das hört irgendwann auf

wann ist irgendwann

der müßiggang verleitet mich
zur ungeduld
ich werde mir doch nicht
auf meine alten tage
noch laster zulegen
besser wäre es für mich
mir gedanken darüber zu machen
wie alles weitergehen soll

irgendwann
nach einigen tagen
war dann irgendwann

der schwindel hörte auf
und auch das gefühl
ähnlich eines muskelkaters
im bereich meiner schultern
spürte ich es ganz deutlich
ließ nach
meine gedanken wurden klarer
welchen schaden
manche wirkstoffe so anrichten können
mit welcher gleichgültigkeit
ich mit wichtigen dingen
der lebensgestaltung verfahren bin
ließ mich der posteingang wissen

der hund hatte flöhe
die katze auch
das hätte ich doch
schon eher bemerken müssen
auf jeden fall war es das erste problem
das ich aus dem weg räumte

auf der dienststelle sah es ähnlich aus
bis auf die flöhe natürlich
es ist sehr viel liegen geblieben
nicht ausreichend bearbeitet worden
zum glück hatte ich keine fristen versäumt
und ich wurde gefragt
ob ich wirklich schon ganz gesund bin
natürlich war ich das
alles in ordnung

so richtig abgenommen
hat man mir das nicht
ich denke
dass man sich dort schon
und das auf verantwortungsvolle art und weise
gedanken über mich machte

an zwei fronten zu kämpfen
bedeutet
keine schlacht zu gewinnen

ich habe dann noch meinen ausstand
gegeben
und als ich im gehen
noch einmal einen blick
auf das fenster im hof warf
mir von unten
die vergitterten fenster betrachtete
kam für einen kurzen moment
der gedanke
ob an dem bestimmten tag
wohl auch ein auto an der stelle
gestanden hatte

aus dieser höhe
hätte es eine rolle gespielt
ich denke nicht

ich sollte die nächste zeit nutzen
um an mir zu arbeiten
zu kompensieren
und mir zu überlegen
auf was ich verzichten kann

zu reduzieren dergestalt dass ich
meine lebensqualität
über andere inhalte definiere
irgendwie wird es schon weitergehen

es dämmert
ein leichter nebel
liegt über der wiese
von meinem schreibtisch aus
kann ich die pferde
weiden sehen
sie durften die nacht
im freien verbringen
kein stall der sie einengt

sie genießen ihr leben in freiheit
die von einem weidezaun
zum anderen reicht

hund und katze
schlafen auf der fensterbank
sie teilen sich den platz

wie still es ist
wie friedlich

ich blicke auf meinen teich
eine seerose
wird in den nächsten tagen
erblühen
ich habe es mit teichanlagen
andere pflanzen
apfelbäume

ich nehme abschied
von meiner idylle
es hat nicht sollen sein
ich habe einen traum
gelebt
und nehme abschied
bevor er
zum alptraum wird
und jetzt
muss ich mich
neu definieren
wie das schon wieder klingt

mein traum
vom hexenhaus
mein traum
von der großen leidenschaft
mein traum
von der großen liebe

mein traum
von wurzeln schlagen
von ruhe und frieden

ausgeträumt
wach geworden

und ich frage mich
was soll
jetzt kommen

vielleicht war nur
die zeit
nicht reif

Kurzinformation

Bei der **Menièrschen Erkrankung** ist das Gleichgewichtsorgan zusammen mit dem Hörorgan betroffen. Der Dreh-Schwindel tritt typischerweise anfallweise auf. Er variiert von mindestens 10-, eher 20-minütigen Anfällen bis zu stundenlange schwere Drehschwindelattacken mit unstillbarem Erbrechen. Betroffen sind schätzungsweise 0,1% der bundesdeutschen Bevölkerung.

Die Anfallhäufigkeit kann dabei von mehrmals pro Monat bis zu sehr seltenen, nur alle paar Jahre auftretenden Anfällen schwanken. Der Hörverlust ist ebenfalls sehr unterschiedlich ausgeprägt. Anfangs kann er sich oft noch bis zur Normalhörigkeit erholen, später dann aber zunehmend schlechter werden. Hinzu kommt ein in der Regel tief klingender Tinnitus (brummen).
Im ungünstigen Fall kann die Menièrsche Erkrankung zu: Schwerhörigkeit, starkem Tinnitus-Leiden und im Gefolge der Schwindelanfälle auch zu länger anhaltender Unsicherheit, Hilflosigkeit, Angst und Panik sowie zu depressiven Entwicklungen führen.

Bei der Menièrschen Erkrankung, wie sie in der Folge zu Ehren des Erstbeschreibers Prosper Menière genannt wurde, liegt keine Störung von "außen" durch eine Durchblutungsstörung oder Viren vor. Es handelt sich vielmehr um eine Regulationsstörung der (Lymph-)Flüssigkeit in den Gehör- und Gleichgewichtsschläuchelchen.

Diese Regulationsstörung entsteht vermutlich als Folge eines Missverhältnisses von Produktion und Abtransport der Flüssigkeit im Innenohr. Die Folge ist, dass das Innenohr unter Druck steht. Dies wird medizinisch "Endolymphatischer Hydrops" genannt. Dadurch kann das fein ausgeklügelte System der Sinneswahrnehmung gestört werden und es kann zu einem regelrechten Chaos im Gleichgewichtsorgan und zu Störungen und Ausfällen im Hörorgan kommen (Ausführliches s. auch **Schaaf, H.: M. Meniére, Springer Verlag, 2004 und www.drhschaaf.de**)

Die genaue Diagnose, des medizinisch sehr klar definierten Krankheitsbildes des Morbus Menière, ist nicht immer einfach. Sie ist aber ebenso, wie die Abgrenzung von anderen Krankheitsbildern, mit oft täuschend ähnlichen Symptomen sehr wichtig, da sich meist andere therapeutische Konsequenzen ergeben.

Perspektivisch geht es um eine Hilfe zur Selbsthilfe, die auch das Engagement der Betroffenen in Selbsthilfegruppen einbezieht. Zu diesen kann über die **Deutsche Tinnitus-Liga und die K.I.M.M.** Kontakt aufgenommen werden!

Auch wenn sicherlich organische Schwachstellen oder Schäden vorliegen, hängen Verlauf, Erleiden und Erleben der Erkrankung wesentlich von der Verarbeitung und der aktiven Aneignung von Bewältigungsstrategien ab. Diese bestehen sowohl im Ausgleich und der Kompensation des verlorenen Gleichgewichtes als auch in der Wiedergewinnung einer - möglicherweise veränderten - Lebensqualität.

Quelle: Dr. Helmut Schaaf, Oberarzt, Psychotherapie
Tinnitus-Klinik Dr. Hesse, 34454 Bad Arolsen

Begrifferklärungen

Prosper Menière (* 18. Juni 1799 in Angers; † 7. Februar 1862 in Paris) war ein französischer Arzt. Im Jahre 1861 legte er der französischen medizinischen Akademie eine Arbeit vor, in welcher er keine Erkrankung definieren, jedoch seine medizinischen Kollegen davon überzeugen wollte, dass Symptome wie Schwindel, Hörverlust und Tinnitus in Zusammenhang standen und möglicherweise durch eine Erkrankung des Innenohrs ausgelöst wurden. Prosper Menière selbst schrieb sich nur mit einem Accent grave auf dem zweiten „e", wovon mehrere handgeschriebene Briefe mit seiner Unterschrift zeugen. In der Literatur finden sich häufig andere Schreibweisen (Ménière, Menier), die teilweise von der Schreibweise auf der Grabkapelle der Familie Menière auf dem Friedhof Montparnasse in Paris herrühren. (Quelle Wikipedia)

Vincent Willem van Gogh (* 30. März 1853 in Groot-Zundert (heute: Zundert) bei Breda, Niederlande; † (Suizid) 29. Juli 1890 in Auvers-sur-Oise, Frankreich) gilt als einer der Begründer der modernen Malerei. (Quelle Wikipedia)

Eine Möglichkeit den Schwindel auszuschalten besteht in der teilweisen oder ganzen Ausschaltung des Gleichgewichtsorgans mit **Gentamicin**. Mit der Behandlung sollen jahrelang andauernde Schwindelattacken des Patienten vermieden werden. Der Ausfall des Gleichgewichtsorgans und ein teilweiser Verlust des Gehörs bei dieser Behandlung wird in Kauf genommen, da er ohnehin zum typischen Bild des Morbus Menière gehört. Ein nur einseitiger Gleichgewichtsausfall ist in der Regel kompensierbar. Dieses Mittel ist eine ultima ratio und darf nur bei sehr schweren Beeinträchtigungen angewendet werden und auch nur dann, wenn sicher feststeht, dass das Gleichgewichtsorgan für den Schwindel verantwortlich ist (und nicht etwa Störungen im Gehirn). (Quelle Wikipedia)

Beim Menschen ist der **Mandelkern**, auch Amygdala genannt (vom griechischen Wort für »Mandel«), ein mandelförmiges Gebilde oberhalb des Hirnstammes, nahe an der Unterseite des limbischen Ringes. Wir besitzen zwei Mandelkerne, je einen in jeder Hirnhälfte, zur Seite des Kopfes hin gelegen. Beim Menschen ist der Mandelkern Im Vergleich zu unseren engsten evolutionären Verwandten, den Primaten, unverhältnismäßig groß. Wird der Mandelkern vom übrigen Gehirn abgetrennt, kommt es zu einer verblüffenden Unfähigkeit, die emotionale Bedeutung von Ereignissen zu erfassen; man spricht dann von »Affektblindheit«.Tränen, ein nur beim Menschen vorkommendes emotionales Signal, werden vom Mandelkern und einer benachbarten Struktur, dem Gyrus cinguli, ausgelöst; wird man in den Arm genommen, gestreichelt oder auf andere Weise getröstet, so werden diese Hirnregionen beruhigt, und das Weinen hört auf. Ohne Mandelkern gibt es keine Tränen, die man trocknen könnte.
[Quelle:D. Goleman, "Emotionale Intelligenz", DTV, München, 1997 (S. 64ff)]

Buchempfehlung:

Morbus Menière: Schwindel-Hörverlust-Tinnitus.
Eine psychosomatisch orientierte Darstellung (Taschenbuch)
von Helmut Schaaf (Autor)
ISBN-13: 978-3540369608
Verlag: Springer, Berlin; Auflage: 5., überarb. u. aktualisierte Aufl. (16. Oktober 2006)

Herrn Dr. Helmut Schaaf danke ich für seine freundliche Unterstützung.